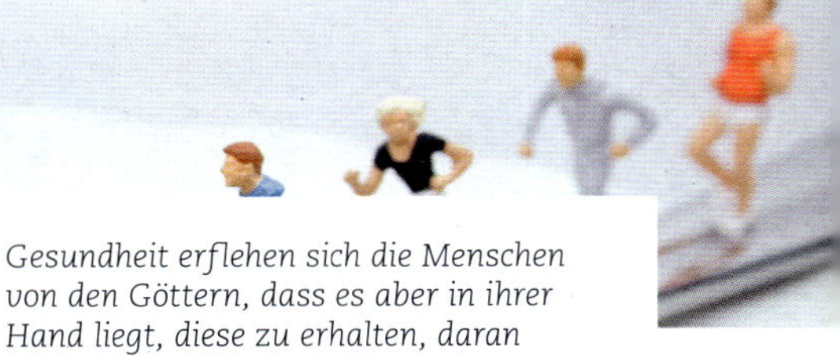

Gesundheit erflehen sich die Menschen von den Göttern, dass es aber in ihrer Hand liegt, diese zu erhalten, daran denken sie nicht.

—Demokrit, 300 v. Chr.

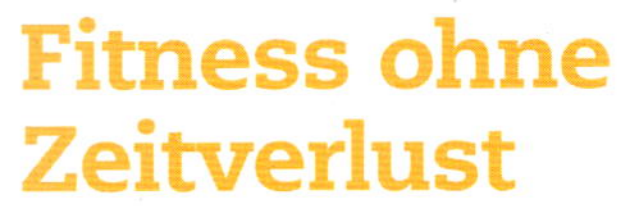

Fitness ohne Zeitverlust

Fitness wünschen sich die Menschen. Aber dass sie selbst dafür verantwortlich sind, daran denken sie nicht. Und zwar meist deshalb nicht, weil sie in ihrem voll bepackten Tagesablauf keinen Spielraum für ein zusätzliches Fitness-Training erkennen können.

Unser Problem ist, dass wir Fitness und Gesundheit mit Bewegung und Sport und deshalb mit Mühe und Anstrengung verbinden. Sport braucht Zeit, einen Ort und bestimmte Kleidung. Das ist für die meisten von uns eine Überforderung. Und selbst wenn wir uns dann wirklich einmal die Zeit nehmen, ins Fitness-Center gehen und ein ordentliches Work-Out machen – Stemmen, Laufen, Schwitzen, Duschen –, wird uns deutlich: Das kriegen wir auf Dauer nicht hin. Das schaffen wir nicht. Deswegen fangen wir erst gar nicht damit an. Aber es gibt eben doch eine Möglichkeit. Eine ohne zusätzlichen Zeiteinsatz, ohne öffentlichen Ort, ohne glitzernde Kleidung und mit Pump-Up-Systemen verstärkte Sportschuhe.

Ein Training sozusagen aus der Aktentasche, im Auto, an der Ampel, im Wartezimmer, bei einem Vortrag, auf einem Empfang. Das glaubst du nicht? Doch das geht! Es ist einfacher, als du denkst. Es geht immer und überall, zu jeder Tageszeit, an jedem Ort, in jeder Kleidung. Es ist altersunabhängig, hochwirksam und inspirierend einfach. Es macht sogar Spaß!

So kannst du quasi nebenbei deine Muskeln stärken, deine Gelenke schmieren, die Knochen härten, die Bandscheiben aufladen und elastisch halten. Das Minutentraining durch den Tag. Bedenke: Die einzige Möglichkeit, physiologisch jung zu bleiben oder wieder zu werden, besteht darin, die Muskeln regelmäßig zu bewegen. Hier hast du die Chance deines Lebens.

Um sich die Wirkung kleiner Übungen zu verdeutlichen, ist es gut zu wissen, warum sie funktionieren. Das »Warum«, das »Wozu« ist viel wichtiger, als das »Wie mache ich die Übung richtig.« Das ist lediglich das »Know How«.

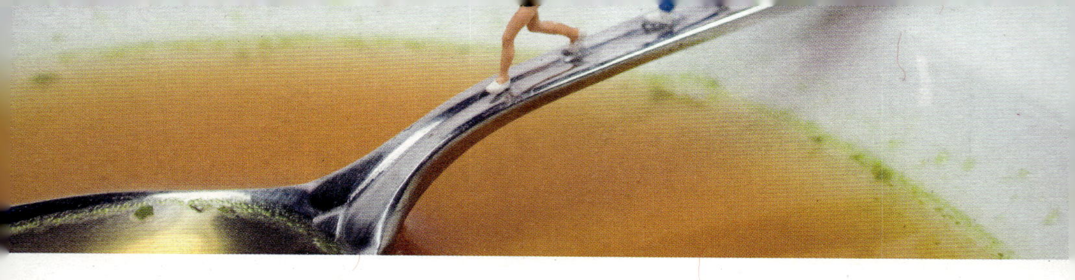

Grenzen überwinden

Das »Know Why« dagegen, das Hintergrundwissen, bringt dir Kompetenz. Du verstehst und kannst daraus ableitend das Richtige tun. Deshalb kurz fünf Erkenntnisse:

1. Auf dem Olympia-Stützpunkt in Warendorf referierte Prof. Dr. Gerrit Simon über Muskelwachstumsmöglichkeiten. Er sagte, dass das schnellste Muskelwachstum dann eintritt, wenn wir unsere Muskeln täglich für fünf Mal fünf Sekunden isometrisch anspannen. Das ist eine Anspannung gegen nicht ausweichenden Widerstand. Also eher statisch, nicht dynamisch. Nur 25 Sekunden Training täglich und du bleibst stark und leistungsfähig. Für Ältere gilt, dass sie damit ihren altersbedingten Muskelschwund stoppen und in Wachstum umkehren können.
2. Prof. Dr. Gerd Schnack lehrt, dass schon eine Minute Recken, Strecken und Dehnen den Körper so entmüdet und erfrischt, als habe er eine Stunde geschlafen. Da kann man ganze Nächte wieder zurück gewinnen!
3. Prof. Dr. Klaus-Michael Braumann schreibt, dass kleine Übungen im Alltag ebenso fit halten, wie wenn man ins Fitness-Center geht.
4. Prof. Dr. Wildor Hollmann fand heraus, dass schon ab drei Minuten Ausdauertraining Trainingseffekte messbar sind.
5. Prof. Dr. Richard Rost warnt, dass ein Tag ohne zusätzliche Bewegung ein verlorener Tag ist. Er sagt: Wer sich nicht mehr bewegt, ist gewissermaßen schon ein bisschen tot.

Also geht es darum, klein anzufangen, aber eben anzufangen! Viel Freude dabei wünschen dir

Marlen v. Kunhardt

Gert Kunhardt

—Gert und Marlen von Kunhardt

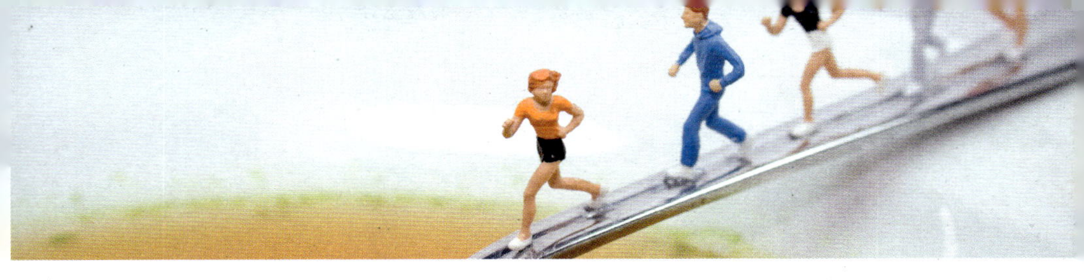

Tipps zur Anwendung

- Hier findest du Übungen für jeden Tag:
  - Für das Aufstehen oder Zubettgehen
  - Im Badezimmer
  - Für das Anziehen
  - Für die Zeit im Auto
  - Für das Büro
  - Im Supermarkt
  - In der Küche
  - Beim Fernsehen
  - Im Wartezimmer
  - Durch den ganzen Tag
- Jeder Tipp ist eine alltagstaugliche Gesundheitsübung. Ein Teil der Übungen eignet sich wunderbar dazu, sie bei Routinetätigkeiten anzuwenden. Andere kannst du machen, um Pausen zu nutzen.
- Einige der Tipps sind Übungen, die niemand sehen kann. Sogenannte Geheimübungen. Sie sind besonders geeignet, wenn du dich langweilst und das niemand mitkriegen soll.
- Die Übungen sind Anregungen, die dich kreativ werden lassen können – passe sie deinen Bedürfnissen an.
- Du allein entscheidest, was du willst und was nicht. Die Verantwortung liegt bei dir.
- Wir bemühen uns, jeweils die physiologische Bedeutung zu erklären, damit du beim Üben mitdenken kannst. Denn jede Übung hat einen großen Effekt. Unterschätze sie nicht.
- Mach dir ein Schema, wann du einige der Übungen anwenden willst. Wer klare Ziele hat, erreicht sie am leichtesten.
- Du kannst dir auch ein Punkte- und Belohnungssystem ausdenken.
- Die beste Methode, in Bewegung zu kommen, ist, es anderen zu sagen. Sie werden dich dann danach fragen. Das kann dich motivieren.
- Die Fragen sind dazu da, dich zu sensibilisieren und in dich hineinzuhorchen.
- Wir haben das »du« gewählt, weil wissenschaftliche Untersuchungen besagen, dass Menschen besser lernen und Dinge leichter umsetzen, wenn man sie duzt. Wir hoffen, dass das okay für dich ist.

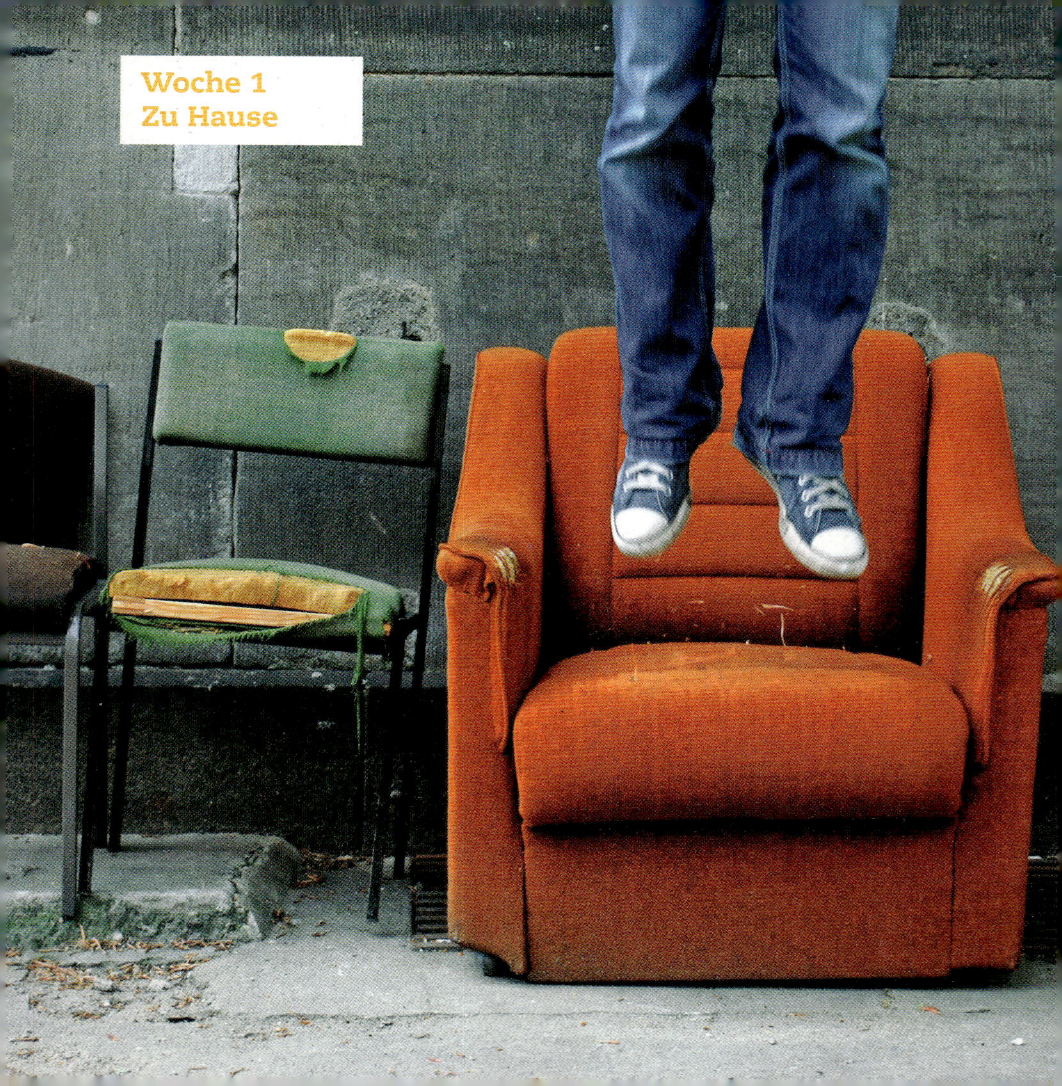
Woche 1
Zu Hause

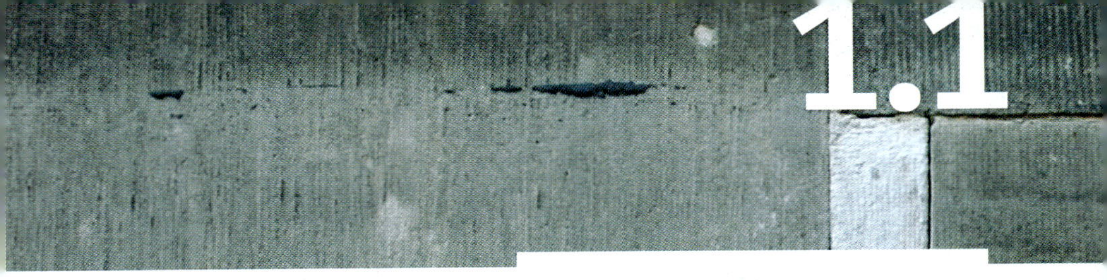

Schneller Aufstehen

Der frühe Vogel fängt den Wurm.
—Bauernweisheit

Wer kennt das nicht: Der Wecker klingelt. Und man wünscht sich: Könnte ich doch ein bisschen länger liegen bleiben! Das ist der Teil des Tages, in dem die Minuten wie Sekunden verrinnen und man mit sich ringt: Stehe ich jetzt auf oder gleich? Eine Quälerei und jeden Tag wieder neu.
Das hat nun ein Ende. Denn sobald du dich beim Klingeln des Weckers bewusst bewegst, schüttet die Hypophyse (die erbsengroße Hirnanhangdrüse) eine Substanz aus, die das Aufwachen beschleunigt. Sogenannte ACTH (adrenocorticotrope Hormone) überschwemmen den Organismus wie ein Aufwachturbo. Diese Hormone sind nicht nur sehr kreativ, sondern auch dominant. Es sind Chefhormone. Der Körper folgt wie auf Kommando.
Wenn man unter der Bettdecke die Zehen bewusst anzieht und streckt, wird ein Signal an das Gehirn gesandt: Ich will aufstehen! Darauf reagiert die Hypophyse spontan.
Es ist gut, klein anzufangen. Das mit den Zehen. Das geht sogar mit ganz müdem Kopf. Je mehr solcher Übungen du nutzt, desto schneller stehst du auf. Da kann man viel Zeit gewinnen! Seitdem ich mich morgens so im Bett bewege, stehe ich zirka 10 Minuten schneller auf als vorher. Ich recke und strecke meine müden Muskeln bis in den ganzen Körper hinein. Ich bewege meine Wirbelsäule hin und her, hebe das Becken an und setze mich auf.
In dem Moment ist es geschafft. Der Weg ins Badezimmer ist frei.

Denk mal

Wofür würdest du die gewonnenen zehn Minuten am Morgen nutzen?

Mach mal

Probiere es aus, statt die Schlummertaste zu drücken, deine Fußzehen zu bewegen.

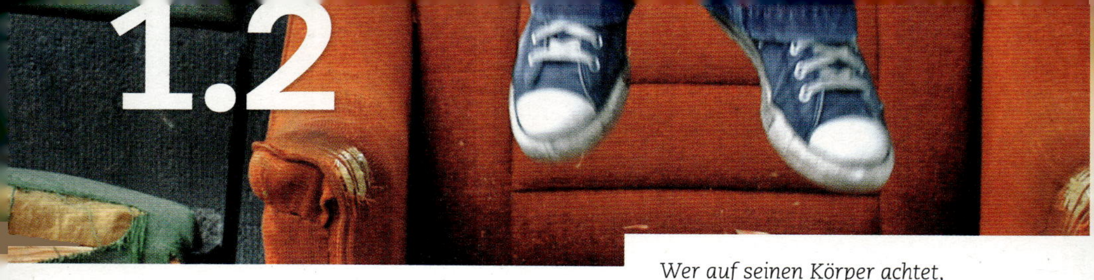

1.2

Im Badezimmer

Wer auf seinen Körper achtet,
dem geht's auch im Kopf besser.
—Jil Sander

Im Badezimmer kannst du deine Frühgymnastik turnen. Da bist du für dich allein. Es sieht dich keiner. Oder nur der Partner. Eine günstige Gelegenheit, sich wippend, balancierend, an- und entspannend zu bewegen.

- Als erstes kommt das Zähneputzen. Ich sinke in die leichte Kniebeuge, wie in die Schiabfahrtshocke. Dann nehme ich die Zahnbürste, drücke etwas Zahnpasta drauf und beginne wippend die Zähne zu putzen, rhythmisch von oben nach unten und kreisend – ein wunderbares Beinmuskel- und Balancetraining.
- Unter der Dusche beim Haarewaschen haben meine Hände nur haltende Funktion. Ich lasse die Halsmuskeln arbeiten und drehe den Kopf unter den Händen. Das hat inzwischen dazu geführt, dass sich meine Hals- und Nackenmuskeln entspannen und der Kopf besser durchblutet wird. Außerdem ist meine Halsweite um einige Nummern größer geworden.

Der Grund für diese erstaunliche Wirkung ist nicht die Kraft oder Dauer, sondern die Regelmäßigkeit!

- Ich rasiere mich immer auf einem Bein stehend, rechte Backe, linkes Bein, linke Backe, rechtes Bein. Ich habe mich noch nie geschnitten!
- Ich creme mich nach der Rasur wippend ein, kämme mir so die Haare und habe anschließend ein komplettes Trainingsprogramm absolviert.
- Auf einem Bein stehend, trockne ich mich ab.

Denk mal

Was möchtest du gern tun, um die Zeit im Badezimmer besser zu nutzen?

Mach mal

Schreib einen Zettel: »Minutentraining im Badezimmer« und klebe ihn zur Erinnerung an den Spiegel.

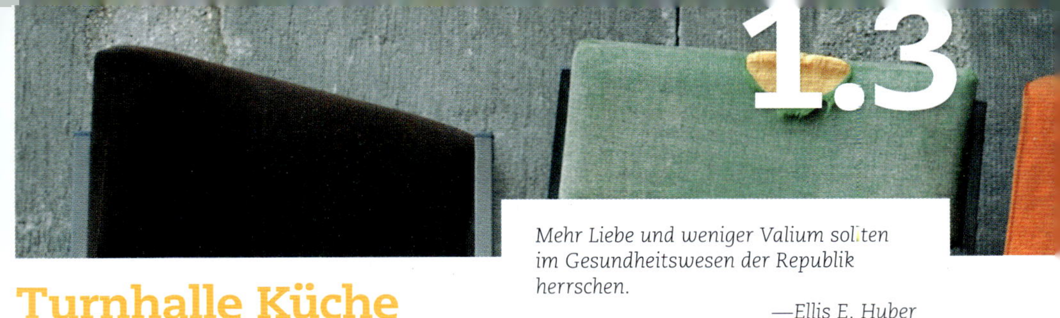

Turnhalle Küche

Mehr Liebe und weniger Valium sollten im Gesundheitswesen der Republik herrschen.

—*Ellis E. Huber*

Frisch, Vollkorn, Fisch und Gemüse – jeder weiß inzwischen, womit man sein Essen zubereiten müsste. Aber dass ich auch in der Küche ein Gesundheitstraining starten kann, ist eher unbekannt. Man muss es ja nicht unbedingt so machen, wie die Missionarin (Mama Massai), die nach einem Training bei uns aus Afrika schrieb: »Die Massai mögen gern Pfannkuchen. Da muss ich immer sehr viele backen. Damit es mir nicht langweilig wird, schütte ich den Teig in die Pfanne, laufe die Treppe rauf und wieder runter. Dann ist eine Seite fertig. Dann laufe ich erneut und die andere Seite ist braun.«

So ähnlich machen wir es auch. Es gibt ja immer kleine Wartezeiten bis etwas gar ist. Diese Zeit nutzen wir, um reckend auf dem oberen Regal Ordnung zu schaffen. In der unteren Schublade zu räumen oder abzuwaschen und abzutrocknen. Wir haben einen Geschirrspüler, aber die kleinen Teile waschen wir zwischendurch ab. Das ist feinmotorischer Hochleistungssport. Die dünnen Weingläser zerbrechen leicht, wenn mit zu großem Druck gerieben wird. Es macht Spaß, kleine Schnippelarbeiten dazu zu nutzen, das Gehirn zu fordern und fördern. Wir lernen und begreifen ja im wahrsten Sinne des Wortes durch die Sensibilisierung der Hände und Finger.

Am Herd kann ich während des Kochens die Venenpumpe aktivieren und auf und ab wippen. Und falls ich mal Rückenprobleme haben sollte, ziehe ich die untere Schublade auf und stelle einen Fuß darauf.

Denk mal

Wo entdeckst du in deiner Küche Fitness-Potenzial?

Mach mal

Und zwischendurch mal aus dem Fenster schauen ...

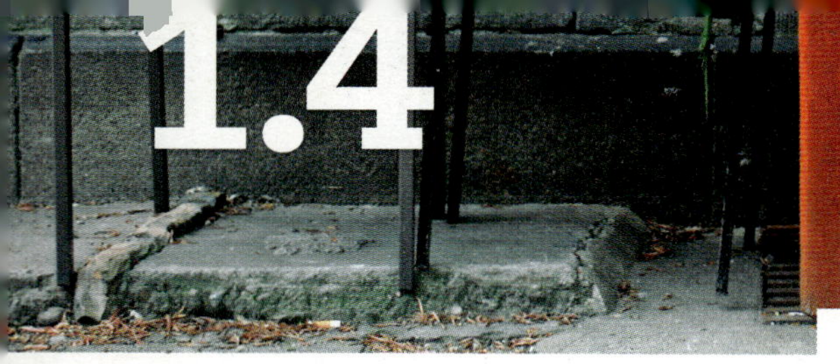

Fernseh-Gymnastik

Gesundheit kauft man nicht im Handel,
denn sie liegt im Lebenswandel.
—Karl Kötschau

Fast vier Stunden sitzen wir täglich vor dem Fernseher und oft noch länger vor dem Computer. Wir sitzen lebenslänglich – ohne je verurteilt worden zu sein – vor der Kiste. Freiwillig, weil wir müde sind und unsere Ruhe haben wollen. Das Dumme ist: Je weniger wir uns bewegen, desto bequemer und lustloser werden wir. Ein Teufelskreis.
Aber es gibt ja beim Fernsehen Werbepausen. Genau da liegt unsere Chance. Es ist ein Angebot, sich jetzt zu bewegen und den Stoffwechsel anzukurbeln. Es kommt Sauerstoff in die Muskeln, ins Gehirn und in die Augen.
Der Augenmuskel ist der am stärksten durchblutete Muskel des Menschen. Wenn er zu wenig Sauerstoff hat, ermüdet er. Mit mehr Sauerstoff schärft sich die Sehfähigkeit, was beim Sitzen vor Bildschirmen von Vorteil ist.
Möglichkeiten:

- Aufstehen und ein paar Schritte gehen
- Sich recken, strecken, dehnen
- Die Hüfte kreisen
- Den Kopf von rechts nach links drehen
- Die Hände falten, umdrehen und nach oben drücken
- Schultern rollen, heben und fallenlassen
- Die Fäuste fünf Sekunden ballen und lockerlassen
- Rechten und linken Sitzmuskel abwechselnd anspannen.

So entmüde ich mich im Schnellgang und sehe mit wachem Interesse weiter fern. Das Pausenproblem ist eine Bewegungschance.

Denk mal

Welche Übung wird dir besonders gut tun, wenn dein Kopf und Körper müde sind?

Mach mal

Nutze Werbepausen für Fitness-Einheiten. Am PC kannst du dich mit www.stretchclock.com – einen Online-Trainer – aktivieren.

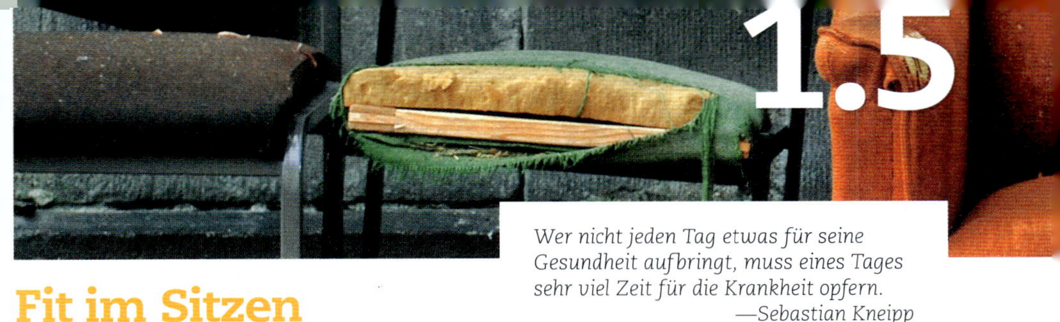

Wer nicht jeden Tag etwas für seine Gesundheit aufbringt, muss eines Tages sehr viel Zeit für die Krankheit opfern.
—Sebastian Kneipp

Fit im Sitzen

Eine australische Studie mit mehr als 200.000 Teilnehmern im Alter von 40-50 Jahren ergab, dass jene, die täglich elf Stunden sitzen und nichts für ihre Fitness tun, mit 40 prozentiger Wahrscheinlichkeit drei Jahre früher sterben.
Wie oft und wie lange am Tag sitzt du? Morgens auf der Bettkante, beim Frühstücken, im Auto oder in der Bahn, im Büro, beim Mittagessen, in den Pausen und nun wieder rückwärts im Auto, beim Abendessen, vor dem Fernseher! Elf Stunden sind auch bei uns denkbar.
Wir sitzen auf Reisen, in der Schule, in der Uni, in Seminaren und auf Kongressen. Ein Mensch, der viel sitzt, bringt seinen Körper in eine Zwangshaltung, die reichlich Schäden verursacht. Vor allem die Bandscheiben leiden.
Bis etwa Vierzig ist das meist kein Problem. Aber danach fangen bei vielen Menschen die ersten Beschwerden an. Übungen, die man auch im Sitzen machen kann, mildern das ab:

- Bauchmuskelanspannung
- Rückenmuskelanspannung
- Sitzmuskelanspannung
- Oberschenkelanspannung
- Fußspitzenanziehen
- Oberarmanspannung
- Unterarmanspannung
- Beckenbodenanspannung

Es gibt immer Gelegenheiten, in denen unsere Aufmerksamkeit nicht unbedingt erforderlich ist und die man für kleine Übungen nutzen kann. Ein oder mehrmals fünf Sekunden anspannen genügt.

Denk mal

Wie lange pro Tag sitzt du meist? Was könntest du tun, um die Sitzzeit zu reduzieren?

Mach mal

Probiere heute aus, im Gehen mit einem Partner oder einem Freund oder sogar mit Gott zu reden, statt im Sitzen.

1.6

98 Prozent der Finanzen im europäischen Gesundheitswesen werden zur Aufwendung für Krankheiten und nicht für den Erhalt der Gesundheit eingesetzt!
—Leo A. Nefiodow

Rückenfitness im Bett

Es ist himmlisch, im Bett zu liegen, wenn du müde bist. Aber wenn du im Bett liegen musst, und hast Rückenschmerzen, findest du nur wenig Schlaf. Das ist der Moment, an dem ein gezieltes Rückentraining Hilfe bringt. Das gilt auch für andere Liegezeiten, beim Lesen auf dem Sofa, beim Liegen am Strand.

Eine wunderbare Übung zur Entlastung der Wirbelsäule und Pflege der Bandscheiben: Dreh dich auf eine Seite, den Kopf auf dem angewinkelten Arm, die Füße leicht angewinkelt nebeneinander. Stütze dich mit der Schulter in die Matratze, hebe das Becken, strecke die Wirbelsäule und versuche, die Hüfte fünf Zentimeter Richtung Füße zu verschieben. Dann ablegen.

Dadurch entsteht eine Wirbelstreckung, die durch die elastische Matratze begünstigt wird. Die Wirbelsäule will wieder zusammenschnurren, aber das Becken hängt in der Matratze. Die bremst. So werden die Bandscheiben gewissermaßen entzerrt und können sich entspannen. Versuche so zu liegen, denn beim Umdrehen geht diese (Ent-)Spannung verloren.

Eine andere ebenso wohltuende Übung: Auf dem Rücken liegend, die Hüfte verschieben, linkes Bein nach unten schieben, rechtes Bein. Im Wechsel ausgeführt, lockern sich nicht nur besonders die Lendenwirbel, sondern es entsteht auch eine wohlige Reibungswärme. Mit diesen Übungen erlebst du am Morgen, dass du viel besser ausgeschlafen bist. Frisches Erwachen beginnt am Abend.

Denk mal
Wie geht es deinem Rücken, braucht er öfter Entspannung?

Mach mal
Fang heute mit diesen Übungen an!

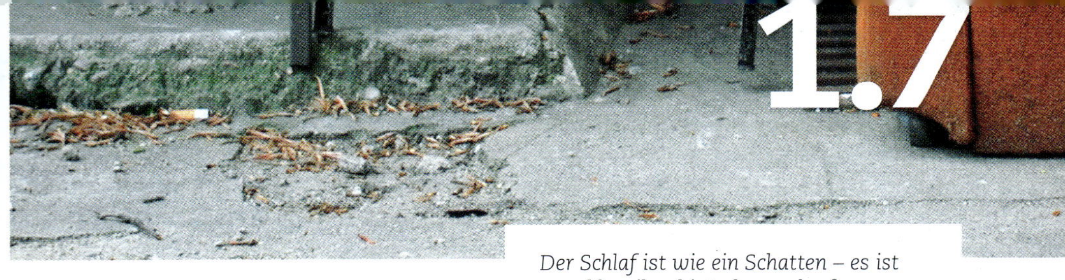

Der Schlaf ist wie ein Schatten – es ist zwecklos, ihm hinterher zu laufen.
—Thomas Penzel

Tipps zum Einschlafen

Ausreichender Schlaf – etwa sieben bis acht Stunden – ist die Voraussetzung einer stabilen Gesundheit. Keiner von uns bleibt so liegen, wie er eingeschlafen ist. Jeder dreht sich bis zu 35 Mal in der Nacht um.

Sehr wichtig für die Qualität des Schlafes ist entspanntes Einschlafen. Eine Voraussetzung ist, dass es dunkel ist. Denn nur bei Dunkelheit produziert die Zirbeldrüse das entscheidende Melatonin. Es regelt den Tages- und Nacht-Rhythmus.

Wer mit dem Tag gut abgeschlossen hat, schläft in der Regel nach 10–15 Minuten leicht ein. Wer noch ungelöste Probleme wälzt, findet schlecht in den Schlaf. Ein dankbarer Tagesrückblick kann entspannen und gut tun. Auch ein Nachtgebet, in dem du den Tag loslässt und in Gottes Hände legst, kann ebenfalls wohltun.

Wer dennoch ruhelos bleibt, kann die Übung Sich-sinken-lassen probieren: Stell dir vor, du liegst auf einer dicken Unterlage und lässt dich langsam hineinsinken, ganz entspannt, tiefer und tiefer. Das empfinden wir als sehr angenehm. Die bedrängenden Gedanken verflüchtigen sich, wir entspannen uns. Dann kommt der Schlaf ganz unbemerkt. Deshalb darf die Matratze nicht zu hart sein!

Für »schwere« Fälle: Vor dem Einschlafen duschen und abschließend kalt abbrausen (siehe 4.5). Das entspannt die Muskulatur hochwirksam und lässt den ganzen Organismus zur Ruhe kommen.

Denk mal

Welche Rituale könnten dir helfen, am Abend leichter zur Ruhe zu kommen?

Mach mal

Besorge dir ein Danke-Buch und schreibe jeden Abend – am besten bei Kerzenschein (Melatonin!) fünf Dinge auf, für die du dankbar bist.

Woche 2
Unterwegs

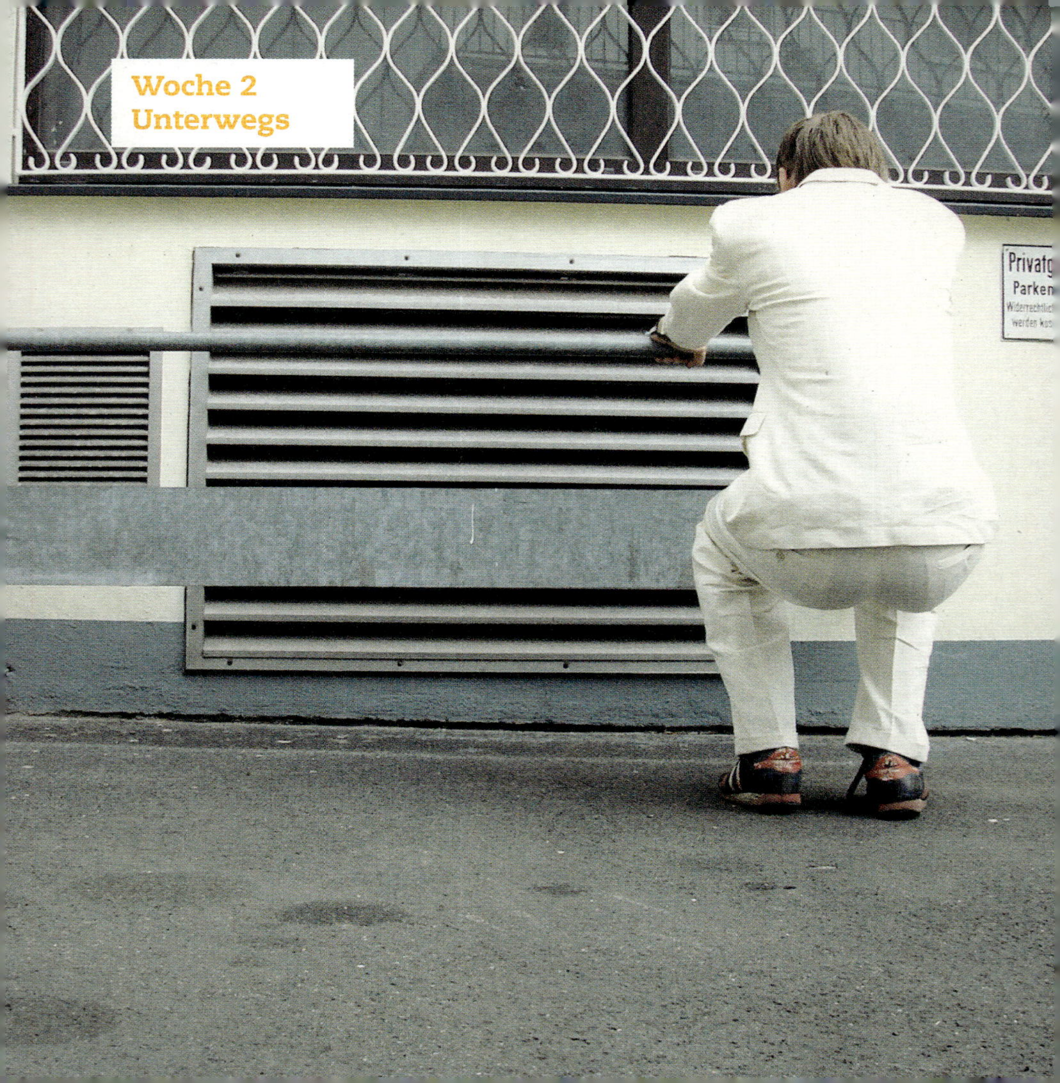

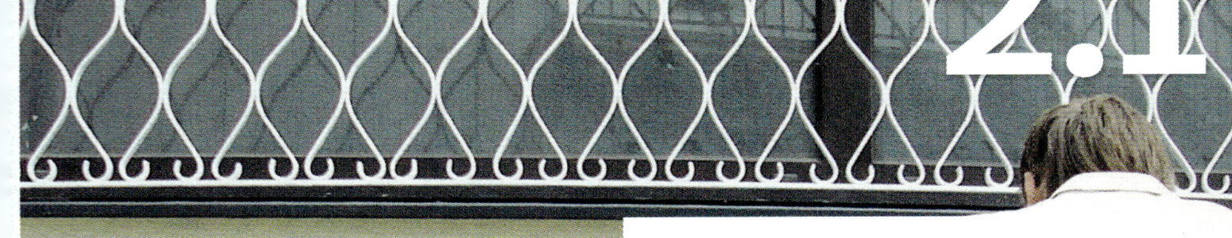

Wer im Büro auf- und abgeht,
sollte bewundert werden!
—*Erik Händeler*

Muskeltraining im Büro

Wir sitzen im Durchschnitt weit über neun Stunden am Tag. Am längsten im Büro. Und dann fahren wir mit dem Fahrstuhl runter und mit dem Auto weiter. Hier kannst du anfangen: Wenn du das Auto nicht gleich ganz vorn am Eingang, sondern weiter hinten parkst, hast du die ersten zusätzlichen Schritte für ein gesundes Leben. Nimm auf jeden Fall die Treppe. Jeder gestiegene Treppenabsatz verlängert – statistisch gesehen – dein Leben um einen Tag! Da kannst du Jahre gewinnen.

Die beste je in unserem Institut für Bewegung und Rehabilitation gemessene Kondition hatte ein Angestellter, der jeden Tag dreimal die Treppe zu seinem Büro im 5. Stock rauf und runter lief. Treppauf stärkt man das Herz, treppab Muskeln, Sehnen und Gelenke. Das ist hochwirksames Training.

Eine weitere Möglichkeit: Bei jedem Telefonat aufstehen. Über 200 Muskeln sind dann im Einsatz. Das ist optimales Stoffwechseltraining. Damit pumpst du Sauerstoff in den Körper und beugst Osteoporose vor. Du überwindest mit jedem Aufstehen den Erdanziehungswiderstand. Das veranlasst die Muskeln, Härtungssalze in die Knochen zu schieben.

Der Langzeitastronaut Thomas Reiter war sieben Monate in der Weltraumstation ISS. Er trainierte dort nach der neuesten Methode jeden Tag drei Stunden wie in einem Fitness-Center. Als er landete, hatte er einen irreparablen Osteoporoseschaden. Grund: Die Erdanziehungskraft hatte gefehlt!

Denk mal

Wo in deinem Umfeld gibt es Treppen, die du zum Training nutzen kannst?

Mach mal

Baue in deinen Arbeitsweg mehr Geh-Zeiten ein: Radfahren, eine Station früher aussteigen, weiter entfernt parken.

2.2

Die Kranken geben bei Weitem nicht so viel Geld aus, um gesund, als die Gesunden, um krank zu werden.
—Johann Nepomuk Nestroy

Sportplatz Supermarkt

Drauf gekommen bin ich, als ich an der Kasse sozusagen in der »falschen Reihe« stand. Ein langsamer Kassierer und dann musste die Papierrolle der Kasse ausgewechselt werden. Der Kassierer schwitzte. Ungeduldig schaute ich auf die Uhr. Ich wurde unruhig. Ich dachte: Was könnte ich jetzt daraus positiv entwickeln?
Dann war es geboren, das Minutentraining im Supermarkt. Ich spannte nacheinander – wie bei Muskelentspannung nach Jacobson – alle Muskeln einzeln an und entspannte sie wieder. Noch ehe ich fertig war mit meinen An- und Entspannungen, war ich schon beim Kassierer und konnte ihm etwas Freundliches sagen. Ich entschied: Das mache ich jetzt jedes Mal!
Neulich wollte ich die Venenpumpe trainieren. Da wippt man von der Ferse auf die Zehenspitze. Allerdings ist das sehr auffällig. Deshalb änderte ich die Übung so, dass ich nicht gleichzeitig mit den Füßen, sondern gegenläufig, beim linken Fuß die Zehen, beim rechten die Ferse hob. Dabei bewegt man sich nur unten rum und fällt nicht so auf. Dachte ich. Als mich die Kassiererin so trainieren sah, sagte sie: »Junger Mann, kommen Sie nach vorn. Ich sehe, Sie müssen mal!« Schon hatte ich wieder Zeit gewonnen.
Auch der Einkaufswagen eignet sich zum Training. Den Griff nach unten drücken, anheben, auseinanderziehen, zusammenschieben. Den ganzen Wagen anheben usw. Diese kleinen Übungen summieren sich schnell zu einem ganzen Muskeltraining!

Denk mal
Wo stehst du öfter in der Schlange und denkst, du vergeudest Zeit? In welchen Wartezeiten kannst du trainieren?

Mach mal
Mach dir den Supermarkt bewusst zum Fitness-Studio – und freu dich an den Kassenschlangen. Sie sind Zeit für deinen Körper.

2.3

Fit beim Warten

In der Jugend ruinieren wir unsere Gesundheit, um unser Konto aufzupäppeln. Im Alter ruinieren wir unser Konto, um unsere Gesundheit wieder zu gewinnen.

—Voltaire

■ Die Vorstellung, beim Arzt im Wartezimmer Stunden zu vertrödeln, schreckt mich und lässt mich bewegungsaktiv werden, um gar nicht hin zu müssen. Doch jeder muss ab und zu zum Arzt – zur Überprüfung oder Vorsorge. Oder zu Ämtern, wo man auch lange warten muss. Man sitzt im Wartezimmer die Zeit bis zum Aufruf ab. Alle sitzen schweigsam mit ernstem Blick.

Auch diese Zeit kann ich nutzen. Die Zehen anziehen. Sofort spannt sich die Wadenmuskulatur. Die Venen werden zusammengedrückt, der Blutfluss zum Herzen beschleunigt. Das kurbelt die Sauerstoffversorgung an. Die Stimmung hebt sich.

Jetzt ist der ideale Zeitpunkt für die Geheimübungen, die man nicht sieht. Also die Sitzmuskeln an- und entspannen. Jeweils im Zeittakt von fünf Sekunden. Anspannen, entspannen. Du kannst das gleich beim Lesen ausprobieren. Sechs Anspannungsübungen in einer Minute. Oder die Schultern unauffällig anspannen und entspannen. Die Fäuste ballen und entspannen. Immer im gleichen Rhythmus. So kann man alle Muskeln an- und entspannen. Das ist ähnlich der Progressiven Muskelentspannung nach Jacobson. Jeweils eine Muskelgruppe wird angespannt, dann entspannt. Am Ende der ganze Körper gleichzeitig. Das wirkt sehr entspannend. Aber sie hilft auch bei arterieller Hypertonie, Kopfschmerzen, chronischen Rückenschmerzen, Schlafstörungen sowie Stress.

■ **Denk mal**

Wo ist dir der Zusammenhang zwischen Bewegung und guter Laune zuletzt deutlich geworden?

■ **Mach mal**

Nächstes Mal probeweise mit dem Zehenanziehen beginnen. Die Sauerstoffversorgung wird ihre Wirkung tun.

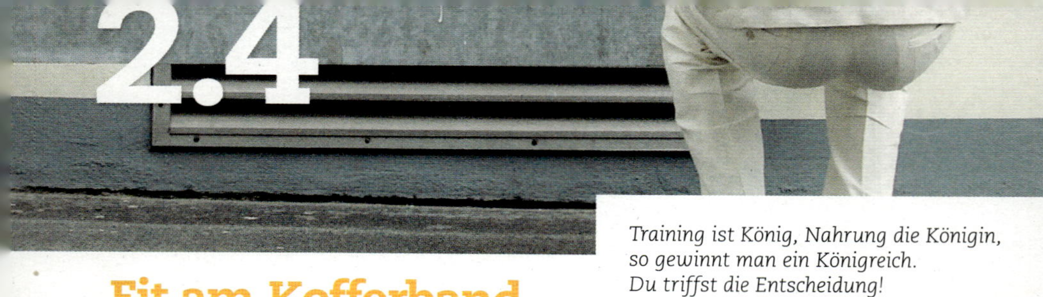

Training ist König, Nahrung die Königin,
so gewinnt man ein Königreich.
Du triffst die Entscheidung!
—*Jack LaLanne*

Fit am Kofferband

Wir waren fürs Wochenende nach Prag geflogen und kamen am Sonntag erst um 22 Uhr am Flugplatz in Düsseldorf an. Gähnende Leere. Die etwa 30 Mitflieger standen müde am Kofferband und warteten.
Ich entschied, die Zeit nutze ich für ein Erfrischungstraining. Also legte ich eine Ferse auf den Fließbandrand, streckte das Bein, beugte mich vor und dehnte mein Bein. Als eine Nachbarin fragte, was das denn sollte, antwortete ich: »Wir müssen noch eine Stunde mit dem Auto fahren. Da mache ich mich frisch und wach und komme sicher nach Hause. Wollen Sie nicht mitmachen?« Das machte sie, die anderen lächelten amüsiert, machten aber nach und nach mit – weil die Koffer immer noch nicht kamen. Schließlich wippten alle mit uns die Venenpumpe, reckten und streckten sich und alle lachten befreit.
So kann's kommen, wenn deutlich wird,

- wie nützlich so ein Minutentraining ist,
- dass du sowieso nichts anderes vorhast,
- und du dich sonst langweilen würdest.

Das bietet sich für alle unerwünschten Wartezeiten an, beispielsweise am Flugplatz, bei der Bahn, an der Tankstelle, am Geldautomaten, bei der Post, vor einer Schranke, im Stau und an der roten Ampel. Es gibt täglich solche vermeintlichen Zeiträuber. Die kannst du nutzen. Denn diese Minutentrainings haben in dreierlei Hinsicht großen Gewinn:

- Du tankst Sauerstoff
- Du regst den Stoffwechsel an
- Du stärkst deine Muskeln.

Denk mal

Hast du so viel Selbstbewusstsein, dich auch dann zu trauen, wenn andere dabei sind?

Mach mal

Teile dich anderen mit. Dann verstehen sie auch, warum du dich gerade jetzt so aktiv bewegst.

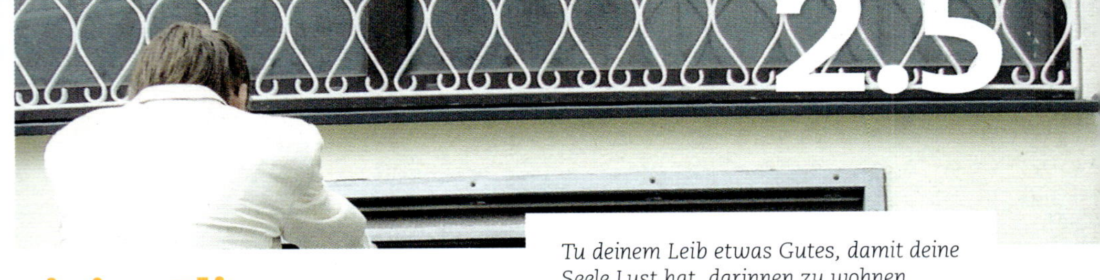

Fit im Flieger

Tu deinem Leib etwas Gutes, damit deine Seele Lust hat, darinnen zu wohnen.
—Teresa von Ávila

Der Flugpreis ist niedrig, das körperliche Opfer hoch. Man sitzt auf 38 Zentimeter Sitzbreite reduziert, die Füße unter dem Vordersitz, mit einer halben Armlehne förmlich eingeschnürt. Auch wenn man keine Flugangst hat, ist es psychischer Stress: Die ferngesteuerte Lüftung, das Düsengeheul, laute Gespräche der Nachbarn, ungesundes Essen.
Der Puls schlägt schnell, aber die Blutgerinnung erhöht sich. Es droht Thrombosegefahr. Der Stoffwechsel reduziert sich, die Nase trocknet aus. Der Körper leidet.
Wie können wir da unserem Körper Gutes tun? Da gibt's nur eins: Bewegung, Bewegung, Bewegung! Von den Füßen bis zu den Ohrläppchen. Auch im Sitzen kann man sich bewegen. Zuerst die Zehen anziehen und strecken. Dann die Knie im Wechsel vor und zurückschieben und -ziehen. Die Sitzmuskeln abwechselnd oder beidseitig an- und entspannen. Die Fäuste ballen, die Schultern vor- und zurückschieben. Heben und senken. Den Kopf in die Lehne drücken und entspannen. Die Ohrläppchen reiben. Alles je fünf Sekunden lang.
Wir nehmen auf langen Flügen stets auch ein Elastikband ins Handgepäck. Das bestgeeignete ist das »Lifeline«, weil es zwei Handgriffe hat. Wir fixieren es unter den Füßen, verkürzen die Länge nach Wahl und ziehen mit den Händen so, als ob wir eine Hantel in den Händen halten. Oder mit einem Fuß gegen den Widerstand des kurzgefassten Bandes stemmen.

Denk mal

Worunter leidet dein Körper bei Flügen oder Zugfahrten am meisten? Was könntest du dagegen tun?

Mach mal

Plane bewusst die Bewegung für deinen nächsten Flug. Nimm dieses Quadro mit und probiere aus, was dir gut tut.

Nichts beschleunigt die Genesung so sehr wie regelmäßige Arztrechnungen.
—*Alec Guiness*

Im Kino, Theater, Konzert

Du sitzt am Platz und wartest auf den Beginn. Oder sitzt im Zug. Wieder eine gute Gelegenheit, dich deinem Körper zuzuwenden. Setz dich erst einmal bequem hin: Schiebe das Gesäß dicht an die Lehne. Der bequemste Sitz ist übrigens der, bei dem du mit gekreuzten Füßen sitzen kannst. Die »Kutscherhaltung«.

Hier passt auch die wunderbare Übung: Sich-sinken-lassen. Stell dir vor, auf einer Trampolinfläche zu sitzen. Du lässt dich sitzend in die Matte sinken. Das entspannt die Hals- und Nackenmuskeln und regt die Durchblutung an. Der Sauerstoff kann in den Kopf steigen. Das erhöht die Aufmerksamkeit.

Es gibt noch weitere schöne »Geheimübungen« wie die bereits vorgestellte Progressive Muskelentspannung nach Jacobson. Du spannst nacheinander jeden erreichbaren Muskel an, hältst die Spannung für fünf Sekunden und lockerst dich wieder. Die Muskeln werden durchblutet und die Müdigkeit verschwindet.

Eine überraschende Wirkung haben »Chinesische Kopfübungen«. Das sind Übungen mit der Zunge. Die bekannteste ist das Zungenrollen. Du rollst mit der Zunge einen Kreis über die Schleimhäute des Mundraumes. Vor den Zähnen. Einmal links rum, dann rechts. Im Wechsel.

Weil die Schleimhäute der Kau- und Sprechmuskeln immer gut durchblutet sind, wird damit ein hoher Reiz ausgelöst, der das Blut im Kopf stärker zirkulieren lässt. Zur Abwechslung die Zunge eine Acht fahren lassen. Oder mit den Lippen abwechselnd ein X und ein U formen.

Denk mal

Wie könntest du jede Gelegenheit zur Bewegung nutzen?

Mach mal

Teste die Übungen, die du noch nicht kennst, gleich.

2.7

Übungen im Auto

Der Körper ist das Haus der Seele.
Sollten wir unser Haus nicht pflegen,
damit es nicht verfällt?
—Philon von Alexandria

Unsere Autos pflegen wir mit Service-Checkheft und Terminkalender, um Schaden zu verhindern. Mit uns selbst machen wir es oft anders herum: Wir warten, bis ein Schaden eintritt und gehen dann zum Arzt. Du kannst das ändern – auch indem du dich beim Autofahren fit hältst.
Mit den Autoübungen. Du kannst versuchen, das Lenkrad zusammenzudrücken. Fünf Sekunden lang. Dabei aber weiteratmen, damit es nicht zu einer Pressatmung kommt. Das ist für Bluthochdruck-Patienten nicht ungefährlich. Also immer entspannt weiter atmen.
Dann die Gegenübung: Das Lenkrad auseinander ziehen. Wieder fünf Sekunden lang. Entspannen. An jeder roten Ampel Schultern heben und senken, nach vorn rollen, rückwärts, vor und zurück, vor und zurück! So lange wie du wartest.
Im Stau kannst du die Sitzmuskeln an- und entspannen, immer im fünf Sekunden-Rhythmus. Außerdem kannst du die Hände zur Faust ballen und wieder entspannen. Den Bauch an- und entspannen. Die umgedrehte Hand mit den Fingern in das Lenkrad stützen und die Fingersehnen dehnen. Das ist eine hochwirksame Übung gegen den Dupuytren (Handsehnenverkürzung) – der besonders Menschen, die viel am Computer sitzen, bedroht.
Und schließlich: Die Knie vor und zurück schieben. Das tut den Bandscheiben so gut, dass sie dich bitten, weiterzumachen ...

Denk mal

Kennst du Momente im Auto, bei denen dir Entspannung und Lockerung gut tun würden?

Mach mal

Probiere bei der nächsten Autofahrt die Übungen aus. Schreibe dir einen Erinnerungszettel, um es nicht zu vergessen.

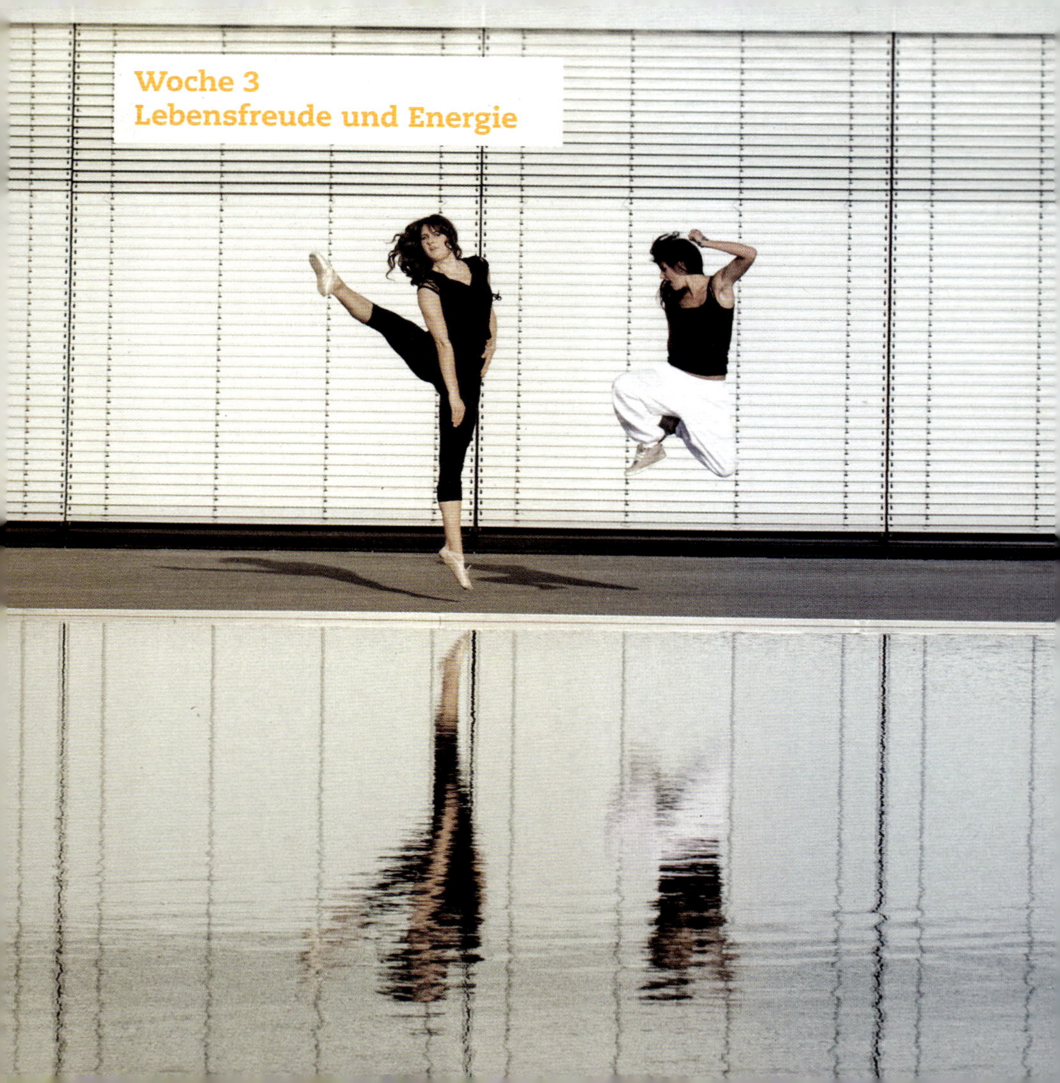

Woche 3
Lebensfreude und Energie

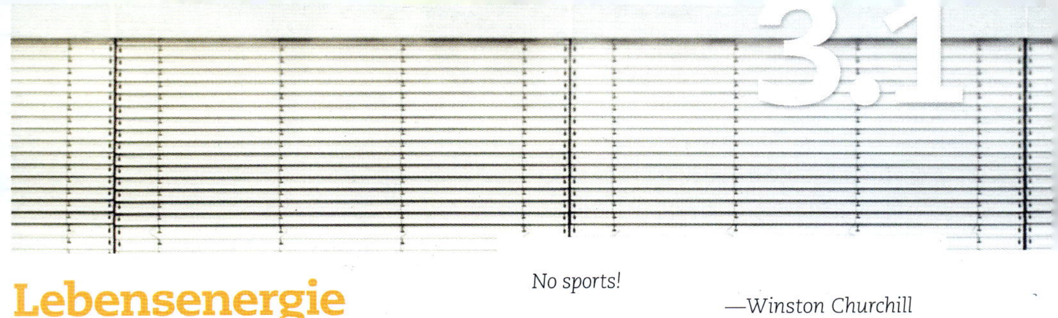

Lebensenergie

No sports!

—Winston Churchill

Jeder Mensch bekommt ein ganz bestimmtes Energiepotenzial in die Wiege gelegt. Es reicht im Grunde für ein Leben von 125 Jahren. Die meisten von uns erreichen dieses Alter nicht, weil wir uns schon vorher verausgaben. Wir verbrauchen unsere Energien am falschen Platz. Das glaubst du nicht?

Studien haben ergeben, dass Menschen am längsten leben, die sich viel auf natürliche Weise bewegen. Viele Sportarten sind nicht natürlich. Welchen Sinn macht es, Marathon zu laufen? Wir sind nicht dazu geboren. Der erste Läufer, der sich 490 v. Chr. nach dem Sieg der Athener in der Schlacht von Marathon den gut 42 Kilometer langen Weg nach Athen rannte, brach dort nach der Überbringung seiner Botschaft νενικήκαμεν (nenikekamen) »Wir haben gesiegt!«, tot zusammen.

Von Jesus Christus hört man nie, dass er gerannt sei. Nur in Notfällen, wenn wir die Bahn verpassen oder ein Säbelzahntiger hinter uns her ist, sollten wir rennen. Sonst nicht. Eile mit Weile. In der Ruhe liegt die Kraft. Wir machen das meiste viel zu schnell. Zeit-Management Papst Lothar Seiwert empfiehlt: »Wenn du schnell sein willst, gehe langsam«

Die größten Energieverbraucher jedoch sind negative Emotionen wie Hass, Wut, Zorn, Streit, Neid und Habgier. Gelassene Menschen, die nach dem Motto leben, »Sich regen bringt Segen« und nach der Arbeit tanzen und spielen, leben am längsten.

Denk mal

Wie viel Zeit verbringst du damit, anderen etwas Gutes zu wünschen?

Mach mal

Nimm dir vor, jeden Tag einem Menschen in deinem Umfeld Glück und Segen zu wünschen.

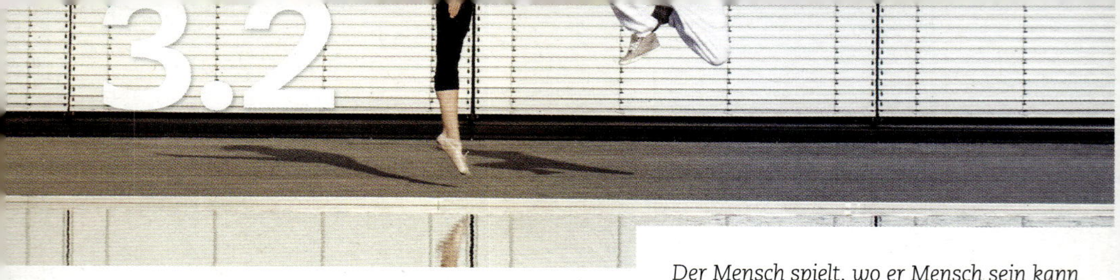

Der Mensch spielt, wo er Mensch sein kann und er ist Mensch, wo er spielen kann.
—Friedrich Schiller

Spielen – Schlüssel zum Leben

Ein Mensch, der nicht mehr spielt ist nicht mehr richtig lebendig. Spiel ist der Schlüssel zum Leben. Was ist damit gemeint? Wenn du spielst, bewegst du dich anders als im Fitness-Studio oder beim Waldlauf. Beim Spiel folgt der Mensch der Lust und nicht der Pflicht. Das ist ein Riesenunterschied. Die Bewegungen sind leichter, entspannter, den biomechanischen – natürlichen – Möglichkeiten folgend.
Schon das Augenzwinkern ist ein Spiel. Das Schnippen mit den Fingerspitzen. Das Zuwerfen des Auto- oder Haustürschlüssels. Das gezielte Werfen in den Papierkorb. Das ist übrigens eine der außergewöhnlichsten Fähigkeiten: Der Mensch ist das einzige Wesen auf der Erde, das zu einem einarmigen, gezielten Wurf fähig ist. Das liegt daran, dass er einen sehr flexiblen Daumen hat. Der ist beim Menschen so angelegt, dass er in 180 Grad Opposition zu jedem einzelnen Finger gehalten werden kann. Dadurch hat der Mensch eine Hand, die einem Werkzeugkoffer gleicht. Er kann mit ihr eine vom Kopf berechnete ballistische Flugbahn eines Wurfgeschosses in eine Wurfparabel umsetzen und er kann gleichzeitig ein anfliegendes Geschoß – vom Kopf errechnet – geschickt auffangen. Er kann mit zwei Fingern Papier hochheben, mit dreien eine Klemmvorrichtung für das Halten des Füllers bilden. Er kann mit einem Kreisgriff ein Marmeladenglas öffnen, usw. Diese Fähigkeit hat den Menschen zu seiner überragenden Intelligenz gebracht.

Denk mal
Wann hast du zuletzt so gespielt?

Mach mal
Wirf etwas in die Luft, jongliere mit einem Gegenstand oder lass dir etwas zuwerfen!

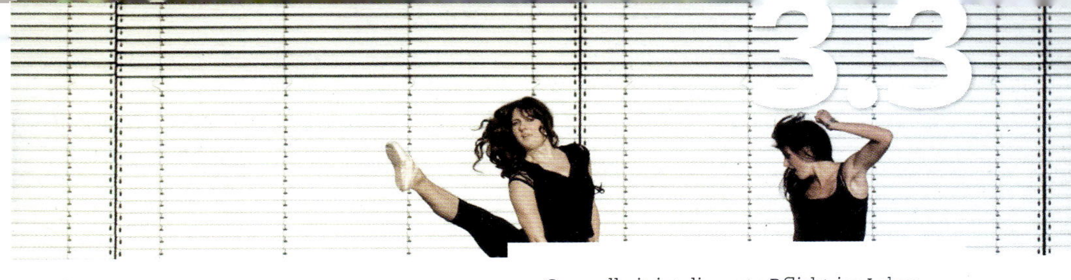

Kindergeburtstag

Gesundheit ist die erste Pflicht im Leben.
—Oscar Wilde

Es hat sich eingebürgert, dass der Kindergeburtstag zum Event wird. Kinder wünschen sich den Besuch im Safari-Park oder Disneyland. Sie möchten zusammen mit ihren Freunden zu einer Fastfood-Kette. Alles am liebsten ohne Eltern, denn dann kann man machen, was man will. Viele Eltern sehen darin die Chance, unerwünschten Krach und Schmutz fern zu halten und die eigenen Nerven zu schonen. Das ist eine verpasste Gelegenheit, den Kindern durch Bewegungsspiele eine noch größere Freude zu machen.

Kinder haben noch den natürlichen Bewegungsdrang. Sie lassen sich leicht motivieren. Am einfachsten ist es, Parteien zu bilden und durch Symbole für die Kleinen oder Namen für die Großen zu kennzeichnen.

Ein Beispiel: Wir sind eine Reisegruppe und sollen unsere Zimmer im Hotel zu viert beziehen. Nur die mit gleichem Namen dürfen rein. Welche Partei sich zuerst gefunden hat, gewinnt. Ein herrliches Gewusel ist die Folge. Den stärksten Effekt erzielt man, wenn es sich nur um den Namen Meier handelt, der aber entweder Maier mit a oder Meyer mit y oder Meir ohne e oder eben Meier geschrieben wird. Orientierungslaufen im Garten ist ein anderer Bewegungsspaß. Jeder erhält eine vervielfältigte Karte und es sollen einige Punkte im Zickzack-Lauf gefunden werden, an denen dann Zahlen oder Buchstaben für die Lösungen zu finden sind. Bewegungslust pur.

Denk mal

Welche Spiele und Aktionen hast du früher gern gespielt? Mit wem könntest du sie wieder spielen?

Mach mal

Lade Freunde ein und spielt mal wieder ein Bewegungsspiel.

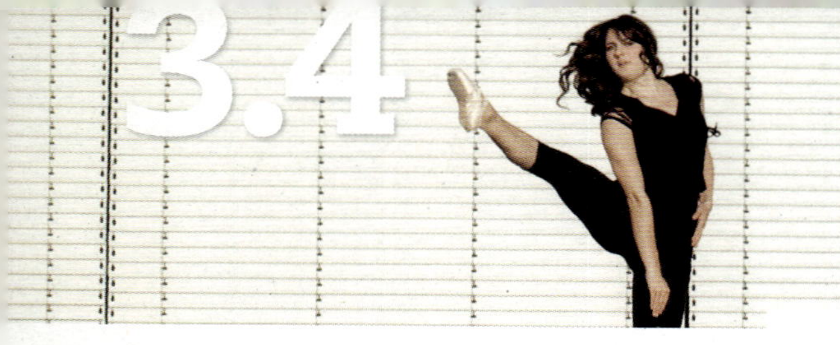

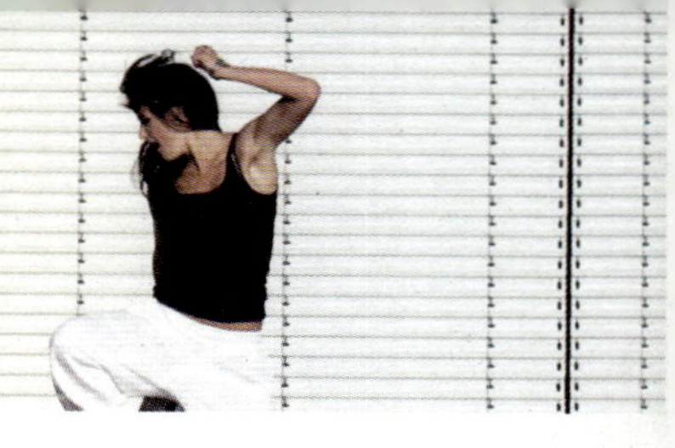

Fit durch Lachen

Lachen ist die beste Medizin.
—Arztweisheit

Lachen ist eine ernste Angelegenheit. Es fördert die Gesundheit. Laut Dr. Winfried Häuser, leitender Arzt des Klinikums Saarbrücken:

- »Die Sauerstoffversorgung des Gehirns steigt
- Glückshormone werden freigesetzt
- Das Herz schlägt langsamer
- Der Blutdruck sinkt
- Die Immunabwehr wird gestärkt
- Die Verdauung wird angeregt
- Die Skelettmuskulatur entspannt sich und
- Hirnregionen, die für das Wohlbefinden zuständig sind, werden aktiviert.«

Wer 100 Mal am Tag lacht, konditioniert sich so, als habe er einen 3000-Meter-Lauf gemacht. Das ist ein Super-Fitness-Training. Und immer mal zwischendurch. Ohne sich umziehen zu müssen! Nur wer nichts zu lachen hat, muss eben doch laufen.
Richard Rost meint: »Ein Tag ohne Bewegung ist ein verlorener Tag.« Charly Chaplin dagegen war überzeugt: »Verloren ist ein Tag ohne Lachen.«
Kinder lachen bis zu 40 Mal am Tag. Und Babies lächeln in den ersten sechs Monaten bis zu 30.000 Mal. Das muss gesund sein!
Und es stärkt auch innerlich. Wer lächelt, statt zu toben, ist immer der Stärkere. Lachen ist ein hochwirksames Instrument, Stress zu reduzieren. In Stresssituationen spannen wir fast alle Muskeln zur Flucht oder zum Angriff an. Beim Lachen kann man keinen Muskel angespannt halten. Mit Ausnahme der autonom geschützten Schließmuskeln. Sonst würde Lachen zu einer Katastrophe. Auch das ist machmal zum Lachen.

Denk mal

Hörst du gern zu, wenn einer gut Witze erzählen kann?

Mach mal

Such dir im Internet einen kurzen Witz. Wenn du ihn erzählst, lachen andere. Und fangen selbst an, Witze zu erzählen.

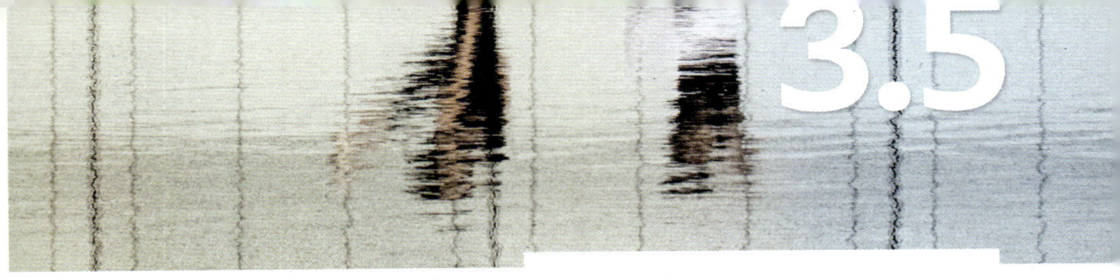

Fit im Kopf

Sich regen bringt Segen.
—Biblische Weisheit

Auch das Gehirn braucht Training. Am Besten durch Neues. Steig aus alten Gewohnheiten aus, indem du Dinge mal anders machst als sonst. Putz dir die Zähne mit der linken Hand. Rasier dich linke Backe, rechtes Bein, rechte Backe, linkes Bein. Trockne dich so ab, dass daraus ein Gymnastikprogramm wird. Werde kreativ. Gehe neue Wege. Trage deine Uhr mal am anderen Handgelenkt. Was meinst du, wie dein Gehirn aktiviert wird, wenn du wie gewohnt auf die Uhr schauen willst und sie ist auf der anderen Seite!

Das Gehirn wird faul, wenn du es nicht forderst. Bei Verhaltensänderungen muss es sich anstrengen. Da fliegen nur so die Funken. Neue Nervenverbindungen werden geschaffen. Damit vergrößerst du deine Kapazitäten. Du wirst auch körperlich wendiger, elastischer, wacher.

Jedes Stehen auf einem Bein schult deine Koordinations- und Balancefähigkeit. Das hat ungeheure Auswirkung auf die Sturzintelligenz. Vielleicht stolperst du trotzdem, aber du fällst nicht mehr hin. Weil du dich rechtzeitig auffangen kannst. Du brichst dir im Alter nicht so schnell den Oberschenkelhals. Und bist sicherer auf dem Rad.

Jeder neue Bewegungsablauf fördert und fordert das Gehirn. Die größten Gewinne hat es, wenn wir etwas greifen, befühlen oder ertasten. Auch wenn wir Schuhe mit Schnürbändern binden, einen Schlips knoten oder filigrane Kettenverschlüsse verhaken. Das – und alle handwerklichen Arbeiten – sind großartige Übungen.

Denk mal

Wo hast du noch Kapazitäten frei, die du erweitern kannst? Wodurch könntest du dein Gehirn aktivieren?

Mach mal

Binde dir die Schuhe mal einbeinig stehend zu.

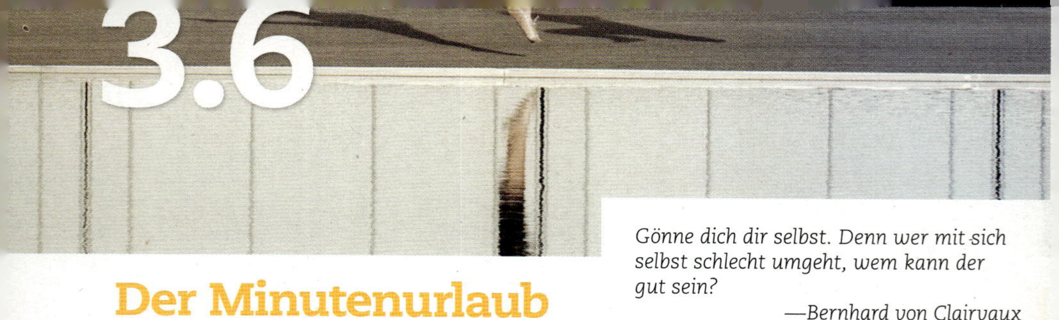

Der Minutenurlaub

Gönne dich dir selbst. Denn wer mit sich selbst schlecht umgeht, wem kann der gut sein?

—Bernhard von Clairvaux

Bei mehr als 90 Prozent der Europäer löst der Gedanke, in eine Zitrone zu beißen, ein Zusammenziehen der Gesichtsmuskeln und vermehrte Speichelsekretion aus. Das zeigt, wie einfach sich körperliche Reaktionen durch die Vorstellungskraft aktivieren lassen.

Der amerikanische Arzt Dr. Carl Simonton wies nach, dass sich das Hormonsystem und die Abwehrkräfte durch die »Kraft der Gedanken« steuern lassen. Wenn dir alles über den Kopf wächst und zu viel wird, dann steige aus und gönne dir einen »Minutenurlaub«.

Schon die willentliche Abwendung von dem, was uns beschäftigt, reduziert 50 Prozent des Stresspotenzials. Wende dich für eine Minute von deiner Arbeit ab. Schließe die Augen, höre Musik, bei der du dich entspannen kannst. Denke an den Urlaub mit schöner Landschaft, Sonne, Wind und Meer. Wer sich so nur für eine Minute entspannt, bewirkt eine Tiefendurchblutung, die bis ins Gehirn geht.

Das hat zweifache Wirkung:

- Dein Gehirn kann durch die konzentrierte Ruhe Ordnung schaffen. Die vorher kreuz und quer gehenden Gedanken sind hintereinander geschaltet, laufen nicht mehr parallel.
- Man hat mehr Sauerstoff im Kopf, denkt präziser und konzentrierter. Die Arbeit gelingt besser.

Minutenurlaube sind durch alle fünf Sinne möglich: Eine Banane bewusst eine Minute lang genossen, etwas ausführlich betastet, gehört, gerochen oder angesehen – so gewinnst du neue Erfahrungen und Abstand.

Denk mal

Welche deiner Sinne nimmst du viel zu selten wahr? Wie könntest du diesen Sinn öfter beachten?

Mach mal

Gönne dich dir selbst. Mach einen Minutenurlaub.

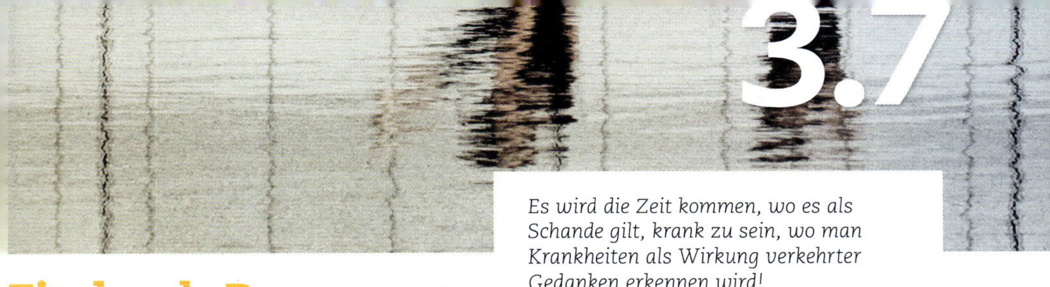

Es wird die Zeit kommen, wo es als Schande gilt, krank zu sein, wo man Krankheiten als Wirkung verkehrter Gedanken erkennen wird!
—Wilhelm von Humboldt

Fit durch Powernap

Das größte Leistungstief haben wir gegen 14 Uhr. Die Verdauung fordert den Großteil des eingeatmeten Sauerstoffs. Der fehlt im Kopf. Wir sind müde. Ein kleiner Spaziergang von 15 Minuten in dieser Phase wirkt Wunder.
Als ich als Sportdezernent im 13. Stock eines Bürokomplexes arbeiten musste, ging ich mit einem Kollegen mittags regelmäßig auf dem nahegelegenen Friedhof ein Viertelstündchen spazieren. Dort war es menschenleer, nur die Vögel zwitscherten. Wir konnten gehend entspannen und Sauerstoff tanken.
Wem das nicht möglich ist, dem empfehlen wir den 10-Sekundenschlaf, den Schlüsselschlaf oder auch Powernap genannt. Das geht so: Als Erstes wird das Telefon still gestellt, um nicht gestört zu werden. Du setzt dich in Kutscherhaltung auf deinen Bürostuhl, d.h. mit gekreuzten Beinen, hängenden Schultern, geneigtem Kopf, mit geschlossenen Augen und atmest tief aus. In der Hand hältst du deine Auto- oder Haustürschlüssel. Endlich Ruhe. Du lässt dich innerlich sinken, sinken, sinken ...
Durch das Mittagstief begünstigt, schläfst du kurz ein, entspannst dich und lässt den Schlüssel fallen. Dadurch wachst du wieder auf. Die Augen sind klar, der Verstand wieder wach. Du bist voll da und kannst erfrischt und konzentriert weiter arbeiten. Diese wenigen Sekunden Schlaf stellen das Gehirn wieder auf »Null«. Es ist völlig anders, als eine Stunde im Bett zu liegen, wodurch man hinterher oft müder ist als vorher.

Denk mal

Wann hast du dein Mittagstief? Wie könntest du es besiegen?

Mach mal

Der Powernap hat eine nachhaltige Wirkung. Es macht Sinn, deine Kollegen darüber zu informieren.

Woche 4
Gesundheit fördern

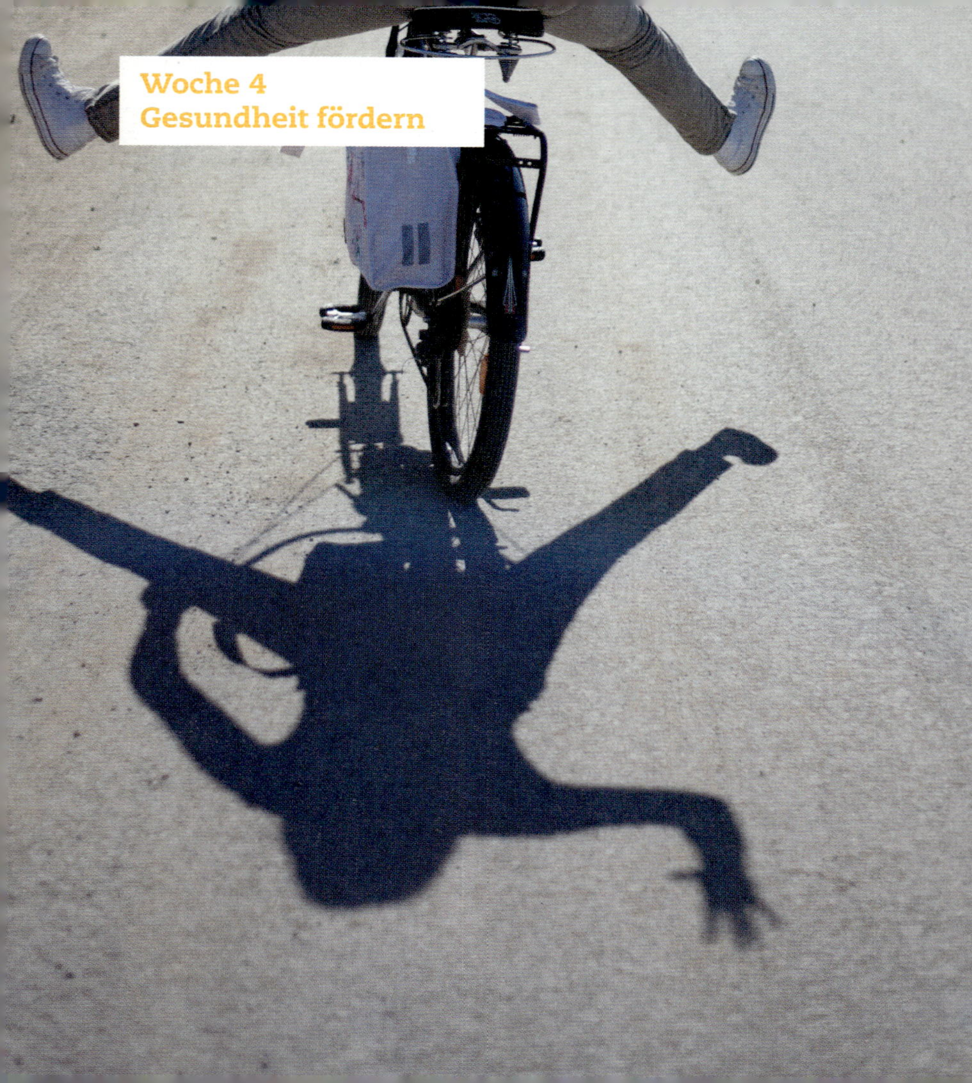

4.1

Mens sana in corpore sano. – Ein gesunder Geist in einem gesunden Körper.
—Juvenalis

Keine Zeit und trotzdem fit

Das Zitat bedeutet eigentlich etwas anderes, als das, was man gemeinhin darunter versteht: Dass nämlich in einem gesunden Körper automatisch auch ein gesunder Geist sei. Vor knapp 2000 Jahren schrieb der römische Satiriker Decimus Junius Juvenalis in seiner X. Satire: »Bete darum, dass der Geist im gesunden Körper auch gesund sei. – Sieh, dies alles kannst du dir selber verleihen.«

Modern gesagt: Du musst etwas tun, damit du körperlich und geistig fit bleibst. Der Mensch ist das einzige Wesen, das eine Vorstellung von der Zukunft hat. Er kann Dinge ansehen, beurteilen, bewerten und dann einen Entschluss fassen, der sein Leben planbar und vorhersehbar macht. Das tust du jeden Tag viele Male. Das Auto kommt regelmäßig zum TÜV. Messer werden vorsorglich geschärft.

Nur bei der Gesundheit warten viele, bis sie weg ist und gehen dann zum Arzt. Manche nehmen Arzttermine penibel wahr – auch die zur Vorsorge. Vorsorgetermine dienen nicht der Gesundheit, sondern lediglich der Feststellung, ob man vielleicht schon krank ist.

Aktive Termine mit der Gesundheit planen die meisten nicht. Das sollte sich ändern. Denn niemand kann es dir abnehmen, dir gut zu tun. Kein anderer kann für dich atmen, schlafen, laufen, verdauen, erholen und fitmachen. Kein Arzt kann das für dich, kein Apotheker, kein Arbeitgeber, kein Minister, kein Präsident, noch nicht einmal dein Ehepartner. Nur du selbst kannst das tun.

Denk mal

Wann und wie willst du Zeit in deine Gesundheit investieren?

Mach mal

Beginne, deine Gesundheit aktiv in die Hand zu nehmen. Schreibe eine Checkliste, was du tun möchtest.

4.2

Fit trotz Krankheit

Es gibt 1000 Krankheiten, aber nur eine Gesundheit.

—Arthur Schopenhauer

Krankheit hat mit Dulden zu tun, der Leidende muss etwas erdulden. Das Wort Patient leitet sich vom Lateinischen »pati« = leiden ab. Es braucht Zeit, um heil zu werden. Der Arzt kommt und geht, Schwestern bringen die Medikamente, der Seelsorger setzt sich auf die Bettkante. Nur der Kranke selbst bewegt sich nicht. Er wird bewegt!

Dabei ist Bewegung die Heilkraft zum Leben. Nicht der Arzt, die Medikamente oder die Klinik bringen die Gesundheit, nur der Patient selbst kann das. Er kann seine inwendigen Heilkräfte aktivieren, das Fließgleichgewicht der Chemie im Körper – die Homöostase – regulieren. Diese wunderbare Fähigkeit unterliegt unserer Direktion. Jeder ist also Direktor seiner körpereigenen Apotheke.

Wenn etwas aus dem Lot geraten ist, weil das Immunsystem versagt hat, ist neben den ärztlichen Therapien, den Medikamenten und der Zeit die Bewegung das wirksamste Mittel, um die Gesundheit zurück zu erlangen.

Bewegung setzt den Stoffwechsel in Gang. Im Krankenbett kann man die Hand zur Faust ballen, den Arm beugen, an- und entspannen. Die Füße, die Beine. Kopf anheben und ablegen, drehen. Dann – sobald es möglich ist – aufsetzen, Schultern kreisen usw. Dann aufstehen. Kleine Schritte gehen. Raus auf den Flur, den Gang hin- und hergehen. Bewegung ist Leben. Das schafft den heilsamen Sauerstoff in den Körper. Die endogene, d. h. inwendige Medikamentenherstellung läuft auf Hochtouren. Das ist deine Chance!

Denk mal

Ist dir bewusst, dass du eine riesige Apotheke in dir trägst, die du durch Bewegung aktivieren kannst?

Mach mal

Bring einem Kranken zum Krankenbesuch ein Bett-Trainingsgerät wie etwa Elastikbänder, kleine Hanteln etc. mit.

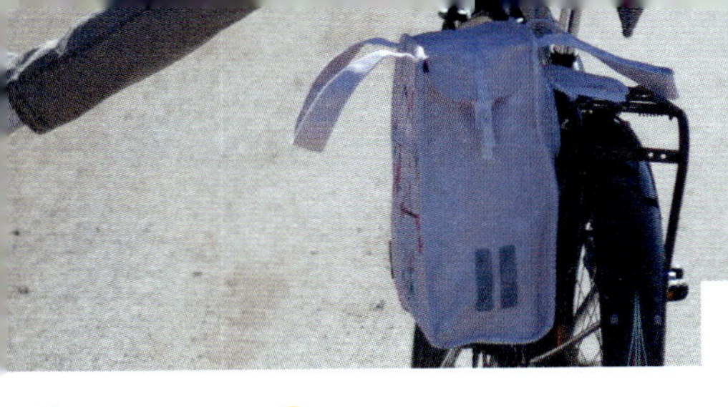

4.3

Fit statt fett

Ein rundlicher Mensch, der Ausdauersport betreibt, ist gesünder als ein Hagerer, der sich nicht bewegt.
—Eckhart von Hirschhausen

Der große Irrtum: Anstrengender Sport frisst Fett. Im Gegenteil. Laut Ingo Froböse, Sporthochschule Köln, kann der Körper bei einer schwitzenden Anstrengung kein Fett abbauen, weil die dabei entstehende Milchsäure das notwendige fettverbrennende Enzym lähmt.
Man nimmt nur ab, wenn die Belastungsintensität so niedrig ist, dass die Aktivität nahezu unbegrenzt durchgeführt werden kann. Das ist das von uns entwickelte Prinzip der subjektiven Unterforderung – sich so zu bewegen, dass es sich eher zu leicht anfühlt.
Ein weiterer Riesenfehler ist es, Lightprodukte als Abnahmehilfe zu nehmen. Es hat sich gezeigt, dass die Zuckerersatzstoffe wie Saccharin, Aspartam etc., die in diesen Produkten verwendet werden, Heißhunger erzeugen. Der führt oft zu einer unkontrollierten Nahrungsaufnahme. Schweine etwa werden mit diesen Stoffen gemästet.
Abnehmen nur durch Sport gelingt kaum. Vernünftige Ernährung gehört dazu.
Am besten gelingt es, wenn man möglichst natürliche Lebensmittel zu sich nimmt und auf Süßigkeiten und Weißmehlprodukte weitgehend verzichtet. Indem man regelmäßig isst, um Heißhungerattacken zu verhindern. Beim kleinen Hunger zwischendurch zu Wasser und Obst oder Gemüse greift. Und möglichst früh am Abend die letzte Mahlzeit einnimmt. Und sich viel bewegt. Nicht nur im Fitness-Studio, sondern möglichst oft zwischendurch. Denn da verbrauchst du Energie.

Denk mal

Was könnte der erste kleine Schritt sein, um dich besser und gesünder zu ernähren und zu bewegen?

Mach mal

Decke deine Ernährungsirrtümer auf und übe die Ergänzung durch ausreichend Bewegung ein. Weitere Tipps: www.lea-training.de

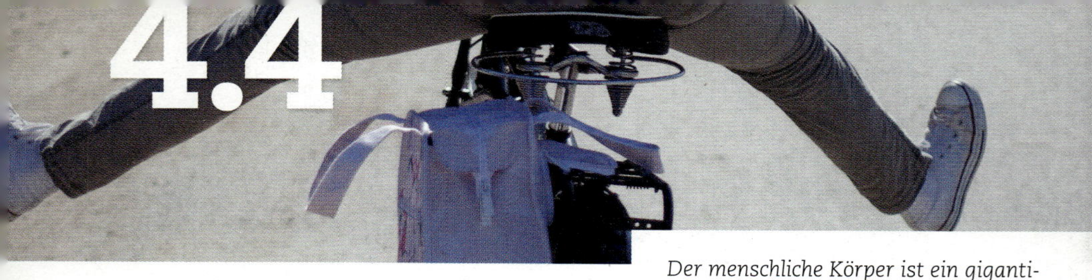

Allergien angehen

Der menschliche Körper ist ein gigantisches Puzzle aus Atomen und Energie.
—Wernher von Braun

»Fast die Hälfte aller Deutschen reagiert allergisch. Das kann weder an den Pollen, noch an den Erbanlagen liegen«, sagt Lothar Jäger von der Uni Jena. Bei einem Spaziergang in der Lüneburger Heide trafen wir auf völlig verdreckte, spielende Kinder. Ein Mediziner kommentierte: »Die werden nie eine Allergie bekommen.«

Ein Problem liegt darin, dass die Werbung eine übermäßig hygienische Umgebung anpreist und damit unserem Immunsystem keinen guten Dienst erweist. Häufiges Waschen, antibakterielle Matratzen, Antibiotika, Schmerzmittel, etc. unterdrücken die notwendige Auseinandersetzung mit Keimen und Bakterien.

Durch Impfungen wird zwar Infektionen vorgebeugt, gleichzeitig aber auch die Produktion des für die Immunabwehr wichtigen Hormons Interleukin-10 gestört. Die für Immunabwehr zentralen T-Helferzellen werden reduziert. Nur ein Prozent der Kinder, die nachmittags zum Spielen auf die Straße geschickt werden, haben Allergien! Also möglichst viel raus ins Freie, in die Wiese, in den Wald, auch in die Straßenbahn. So lernt die Immunabwehr angreifende Pollen, Keime und Bakterien frühzeitig kennen und kann Abwehrstrategien entwickeln.

Tipp: Geh bei jeder sich bietenden Gelegenheit raus an die frische Luft. Es ist wirksamer als du denkst.

Denk mal

Gibst du deiner Immunabwehr genügend Gelegenheit, sich auszurüsten?

Mach mal

Trau deinem Immunsystem was zu und trainiere es, nicht indem du ausweichst, sondern die Initiative ergreifst: Hinein in die Pollen!

Stress lass nach

Manche halten einen ausgefüllten Terminkalender für ein ausgefülltes Leben.
—Gerhard Uhlenbruck

Wissenschaftler sagen, dass wir heute tagsüber unsere Muskeln 10 Prozent härter angespannt halten als noch vor 15 Jahren. Wenn dann noch Stress dazu kommt, sind wir zuerst gespannt, dann angespannt und schließlich verspannt. Stress entsteht durch alles, was uns anstrengt: schlechter Geruch, Lärm, Zugluft, Streit, Geldknappheit oder Probleme am Arbeitsplatz. Die Liste lässt sich beliebig fortsetzen.

Stress ist nicht nur der größte Sauerstoffräuber. Er ist der Krankheitsauslöser Nummer eins. Wenn ein Muskel zu 35 Prozent angespannt ist, verhindert er jegliche Durchblutung. Der Körper bekommt zu wenig Sauerstoff. Dann gehen die Probleme erst richtig los. Wenn es dir jedoch schon am Morgen gelingt, muskulär entspannt zu sein, hast du einen großen Antistress-Schritt getan.

Das geht so: Richte beim Duschen den Wasserstrahl von dir weg und dreh das Wasser auf kalt. Atme langsam aus – das verhindert den Schmerz. Beginne von der herzfernsten Stelle am rechten Fuß, außen am Bein aufwärts bis zur Hüfte. Hole neu Luft und atme wieder langsam aus. Dann das gleiche innen. Anschließend das linke Bein. Immer wieder neu Luft holen, um langsam ausatmen zu können. Danach beginnst du von der rechten Hand außen bis zur Schulter, dann innen. Dann links und zum Schluss kurz noch auf den Nacken. Das ist der Kneipp'sche Guss. Er immunisiert, stärkt das Herz und entspannt himmlisch.

Denk mal

Beobachtest du das häufig bei dir, dass Stress in körperliche Anspannung umschlägt?

Mach mal

Das kalte Wasser mag abschreckend klingen. Aber nur Mut. Du wirst Sehnsucht danach bekommen!

4.6

Vergiss Alzheimer

Gesundheit ist zwar nicht alles –
aber ohne Gesundheit ist alles nichts.
—Arthur Schopenhauer

Fieberhaft wird nach einer Pille gegen Alzheimer gesucht. Die Zahlen der Betroffenen steigen. Wildor Hollmann, Nestor der Sportmedizin weltweit sagt, dass Menschen, die zwischen 30 und 60 Jahren körperlich aktiv sind, später mit viel geringerer Wahrscheinlichkeit an Alzheimer und Parkinson erkranken.

Bewegung lohnt sich auch später noch. Prof. Dr. Eric B. Larson ermittelte in einer Studie mit 1750 Teilnehmern im Alter von über 65 Jahren, die täglich nur 15 Minuten Sport trieben, dass die Wahrscheinlichkeit, an einer Demenz zu erkranken gegenüber Inaktiven um 40 Prozent niedriger ist. Vielgeher haben ein um 71 Prozent geringeres Demenzrisiko, erklären Wissenschaftler der Universität von Virginia.

Wir haben also mehr in der Hand, als wir bisher dachten. Grund für Alzheimer sind Amyloid-Proteine, die sich verstärkt durch sogenannte Tau-Proteine vergiftend auf die Nervenenden, die sogenannten Dentriten, auswirken. Wenn hingegen das Gehirn mit genügend Sauerstoff versorgt wird und die Arbeit feinmotorische Fingerarbeit enthält, können Amyloide problemlos herausgespült werden. Was bietet sich als Minutentraining an? Bewusst die Finger aktivieren: Wer Klavier oder Karten spielt, häkelt, schnitzt, Kartoffeln schält oder andere Geschicklichkeitsübungen macht, wird mit hoher Wahrscheinlichkeit keine Demenzerkrankungen erleiden.

Prof. Dr. Renate Zimmer: Schwingen (Trampolin), Balancieren, Springen, Schaukeln sind »Wachmacher« für das Gehirn.

Denk mal

Was kannst du schon jetzt tun, um gesund und selbstbestimmt alt zu werden?

Mach mal

Lebe heute unbequem, damit du es im Alter bequem hast.

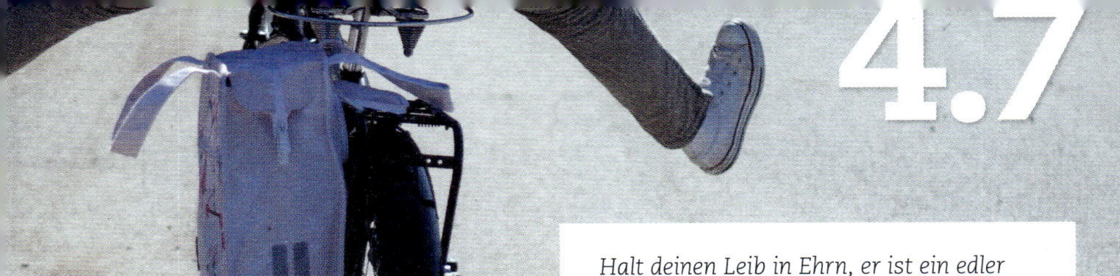

Halt deinen Leib in Ehrn, er ist ein edler Schrein, in dem das Bildnis Gottes soll aufbewahret sein.

—*Angelus Silesius*

In Minuten fit werden – und bleiben

Du jagst nicht mehr wie in der Steinzeit. Du gehst in den Supermarkt. Du hast auch kein je nach Jahreszeit wechselndes Fell. Du ziehst Mantel und Schuhe an oder aus. Du gebrauchst deine Muskeln nicht. Du besorgst dir alles im Internet. Kurzum, körperlich bewegst du dich zu wenig.

Um gesund zu bleiben, musst du auf die Bewegungsaktivität von etwa 10.000 Schritten pro Tag kommen. Das gelingt nur durch mehr Bewegung im Alltag, zwischen den eigentlichen Hauptaufgaben.

Das Räkeln im Bett, das Zähneputzen in der Abfahrtshocke, das bewegte Duschen, das Rasieren auf einem Bein, das Anziehen mit Eingriff mal im rechten, mal im linken Ärmel. Das Aufstehen und Gehen beim Telefonieren. Das spielerische Nutzen deiner außergewöhnlichen Bewegungsbegabung. Das kannst du durch den ganzen Tag immer wieder neu erfinden und ausprobieren. Ab heute gilt: Mit mir nicht! Ich will mir meine Begabungen erhalten, sie schulen und kultivieren.

Es ist nie zu spät, jetzt anzufangen. Such dir einen Paten, der dich daran erinnert. Diese Bitte wird dir niemand abschlagen. Ein Mensch, der weiß, was er tun sollte und es nicht tut, ist immer im Erklärungszwang. Er wird ein schlechtes Gewissen haben. Aber ein Mensch, der weiß, was richtig ist und es tut, ist ein Siegertyp. Er geht ganz anders in den Tag. Er hat ein neues Selbstbewusstsein. Er bekommt inneren Glanz, mit dem er die Herzen der Menschen gewinnt.

Denk mal

Kennst du Menschen, die dich dadurch beeindrucken, dass sie wissen, was sie wollen?

Mach mal

Nutze den Tag!

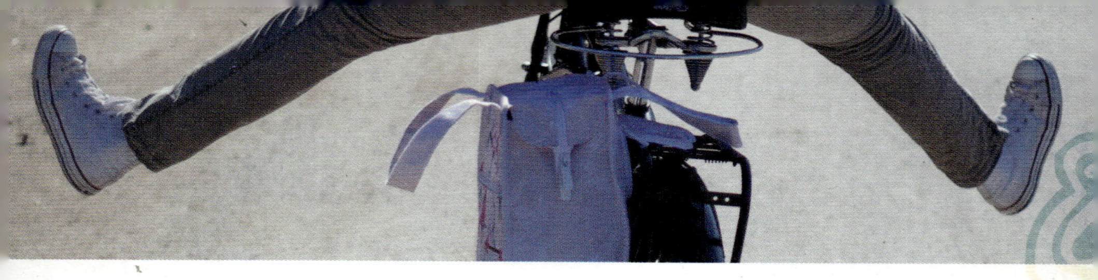

So haben wir es geschafft

In der Schulzeit war ich, Gert, »Pico« der Kleine. Niemand wollte mich in seiner Mannschaft haben. Ich war zu klein, zu schwach, zu langsam. Deshalb traute ich mir auch nichts zu. Erst bei der Bundeswehr, wo körperliche Fitness ein Beförderungskriterium war, habe ich überlegt, wie ich ohne viel Aufwand und in kurzer Zeit meine sportlichen Leistungen verbessern konnte. An dem Beispiel eines Sprunges über einen Bach, den ich zufällig gemessen habe, erkannte ich, dass meine Leistungen deutlich besser wurden, wenn ich es nicht verbissen, sondern mit Leichtigkeit tat. Beim Weitspringen schaffte ich nur 4,70 m, aber über den Bach sprang ich zur gleichen Zeit 5,30 m – ein Riesenunterschied. Ich bekam Lust auf Sport und wurde immer besser, landete schließlich in der Nationalmannschaft in der Disziplin Moderner Fünfkampf.

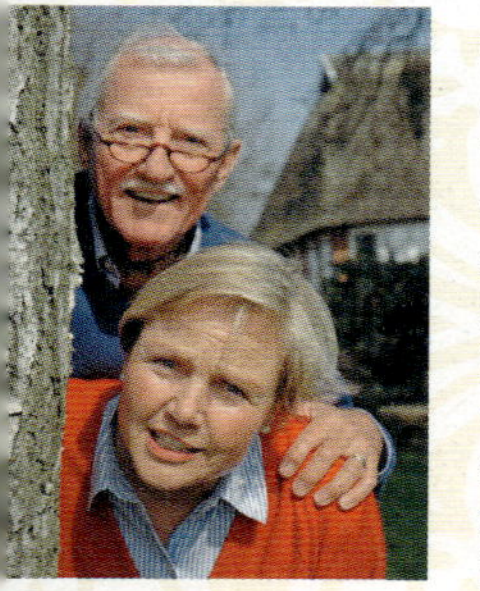

Ich wurde Vizeweltmeister, stellte eine Weltbestleistung im Laufen auf und wurde vielfacher Landesmeister. Seit dieser Zeit beschäftige ich mich mit der Optimierung der körperlichen Leistungsfähigkeit zugunsten der Gesundheit. Ich wurde zum Sportdezernenten der Bundeswehr berufen, war Trainer der Deutschen Nationalmannschaft der Mehrkämpfer. Ich habe viele Managementkurse zur Steigerung der allgemeinen Leistungsfähigkeit geleitet. Später wurde ich, Gert, Berater bei McKinsey im Bereich Gesundheitsmanagement. Marlen ist Lehrerin und Gesundheitspädagogin. Gemeinsam gründeten wir das Institut »Bewegung ist Leben« und leiteten mehrere Jahre zusammen das Institut für Bewegung und Rehabilitation in Eutin. Gemeinsam sind wir seit vielen Jahren Dozenten in der Ausbildung von »Präventologen« im Berufsverband Deutscher Präventologen, Hannover. Wir haben über zwanzig Bücher zu diesem Thema veröffentlicht.
Mehr über uns unter www.kunhardt.de